NOTICE

SUR LES

BAINS DE LAVEY

PAR

LE Dr A. F. SUCHARD

ANCIEN INTERNE DES HOPITAUX DE PARIS

MÉDECIN DE L'HOPITAL DES BAINS DE LAVEY

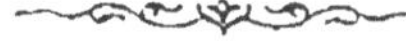

PARIS

V. ADRIEN DELAHAYE ET Cie, LIBRAIRES-ÉDITEURS

PLACE DE L'ÉCOLE-DE-MÉDECINE

LAUSANNE

ARTHUR IMER, ÉDITEUR

1, RUE DE BOURG

1876

NOTICE

SUR

LES BAINS DE LAVEY

PARIS. TYP. DE CH. MEYRUEIS

13, RUE CUJAS. — 7269.

NOTICE

SUR LES

BAINS DE LAVEY

PAR

Le Dʳ A. F. SUCHARD

ANCIEN INTERNE DES HOPITAUX DE PARIS

MÉDECIN DE L'HOPITAL DES BAINS DE LAVEY

PARIS

V. ADRIEN DELAHAYE ET Cⁱᵉ, LIBRAIRES-ÉDITEURS

PLACE DE L'ÉCOLE-DE-MÉDECINE

LAUSANNE

ARTHUR IMER, ÉDITEUR

1, RUE DE BOURG

1876

TABLE DES MATIÈRES

NOTICE

SUR

LES BAINS DE LAVEY

Les bains de Lavey sur lesquels je désire appeler l'attention de mes collègues, sont, me semble-t-il, encore peu connus en France, où ils devraient cependant rendre de grands services; car nous ne possédons pas dans notre pays de source thermale analogue à celle de Lavey, et en outre nous trouvons là, dans d'excellentes conditions, une médication qu'avant la guerre nous allions demander à l'Allemagne.

Le sujet me paraît assez important pour que je publie une monographie complète des eaux de Lavey et des différents traitements qui y sont en vigueur, en y joignant de nombreuses observations, ce fondement indispensable de la vraie clinique; mais ce travail demandant beaucoup de temps et d'études consciencieuses, qu'il me soit permis de le faire précéder d'une simple brochure qui mettra en relief quelques points principaux et fera déjà comprendre de quelles précieuses ressources nous disposons; comment et sur quelles affections nous avons la prétention d'agir.

L'établissement de Lavey est situé à l'extrémité méridionale du canton de Vaud (1), dans la vallée du Rhône, entre la dent de Morcles et la dent du Midi, à environ trois kilomètres du curieux défilé de Saint-Maurice, qui coupe la vallée en deux parties d'aspect tout à fait différent. Du côté du ·Léman le paysage est riant et verdoyant ; du côté de Martigny et de Sion, le terrain est aride, la nature sauvage et sévère ; les montagnes ont des sommets très-élevés, de forme bizarre, et leurs flancs sont déboisés et pierreux par suite d'éboulements fréquents. Le petit village de Lavey avec ses prés verts, sa couronne de châtaigniers et ses magnifiques vergers, fait encore partie de la portion la plus fertile du canton de Vaud ; tandis que les établissements des bains, qu'il a fallu rapprocher de la source, ont bien plutôt le cachet grandiose et austère du paysage valaisan proprement dit. Ils sont situés, au pied de la dent de Morcles, à une vingtaine de mètres du Rhône, et l'hôpital, succursale de l'hôpital cantonal de Lausanne, est bâti tout à fait sur le bord de l'eau au milieu des pins et des acacias. Le Rhône a ici une pente très-considérable qui lui donne bien plutôt l'aspect d'un torrent impétueux que celui d'un fleuve. Pour peu qu'il soit grossi par la fonte des neiges ou par des orages, on l'entend rouler des blocs de pierre et

(1) Lavey est à 12 lieues de Lausanne, à 23 ou 24 lieues de Genève et à 9 lieues de Sion. — En partant de Paris par l'express de 8 h. du soir (ligne de Jougne) on arrive à Lausanne à 10 h. 25 du matin et à Saint-Maurice à midi 42. Cette station est à 10 minutes de Lavey. L'omnibus des bains est à la gare pour les trains principaux.

même des morceaux de rocher: Non-seulement
toute navigation y est impossible, mais on n'a pas
même pu installer un bac alors qu'il fallait faire le
grand détour du pont de Saint-Maurice pour atteindre la rive opposée. Le pont qu'on construit actuellement et qui supprime cet immense inconvénient a offert d'assez grandes difficultés, car il
fallait, malgré sa longueur de 45 mètres, ne prendre de points d'appui que sur chacun des deux
bords.

Le terrain sur lequel sont bâtis les établissements est remarquablement sec, le sous-sol formé
de sable et de pierres étant très-perméable et le
Rhône avec sa pente formant en quelque sorte un
modèle de drainage naturel. Ce grand fleuve ra-
fraîchit sans cesse la vallée; grossi par la fonte des
neiges pendant les fortes chaleurs, il reste constamment entre 8° et 10° centigrades; aussi le bois de
pins qui le longe offre-t-il aux baigneurs une promenade fraîche et ombragée, même sous le soleil
de juillet.

Une autre cause au moins aussi efficace que le
courant du Rhône, pour modérer les chaleurs de
l'été, c'est un courant d'air qui souffle toujours
dans la même direction et se lève régulièrement
les jours de beau temps à dix heures du matin pour cesser vers quatre heures de l'après-
midi. Cette brise, qui fait l'étonnement de toutes
les personnes arrivant dans la localité, provient
de ce que la grande masse de rochers qui sur-
plombe cette partie de la vallée s'échauffe sous
l'ardeur des rayons du soleil et produit ainsi une

colonne d'air chaud tendant sans cesse à monter et étant aussitôt remplacé par l'air qui a passé sur les hauts sommets du Valais et sur de grandes pentes boisées. C'est une circonstance hygiénique des plus favorables, et qui fait qu'à 433 mètres au-dessus de la mer on rencontre le climat vivifiant et tonique des hautes montagnes sans avoir dans une même journée des changements de température trop considérables, ce qui est préjudiciable aux malades. L'atmosphère est si peu humide que les baigneurs peuvent vivre constamment au dehors et rester même le soir assis en plein air sans aucun danger, la rosée étant presque nulle.

Ces conditions climatériques spécialement heureuses, surtout pour le genre de maladies traitées à Lavey, ont frappé tous les médecins qui se sont intéressés à nos eaux, et notre savant confrère le docteur Rotureau, en parlant de cette station, écrit dans son ouvrage sur les principales eaux minérales de l'Europe : « Lavey est préservé de l'humidité si fréquente dans presque toutes les parties de la Suisse... Ce qu'il faut noter surtout, c'est qu'à Lavey, les transitions subites de la température ne sont jamais aussi fréquentes et aussi brusques que dans presque toutes les stations thermo-minérales de ce pays. »

L'aspect de Lavey au premier coup d'œil est plutôt sévère ; mais il est à remarquer que cette nature pittoresque et fortement accentuée a son genre de beauté auquel on s'attache et qu'on aime à revoir. Il ne faut pas s'attendre à y trouver des établissements luxueux et des divertissements bruyants, car on n'a pas cherché jusqu'ici à lui donner ce genre de développement, et les médecins qui s'y sont succédé avant moi depuis sa fondation, MM. Besençenet, Recordon, Lébert, Cossy et Pellis, tous docteurs distingués et bien connus, ont cherché le progrès dans les moyens thérapeutiques plutôt que dans la mise en scène, convaincus que Lavey était et serait toujours une station précieuse pour les malades véritables.

Ceux, en effet, qui veulent suivre consciencieusement leur traitement, trouveront que les courses obligées à la source, la vie constamment en plein air si recommandée et les excursions dans la montagne laissent peu de loisirs pour d'autres genres de distraction. L'exercice et l'air alpestre contribuent pour leur large part au bien des cures, aussi est-il fort heureux que les environs très-variés offrent de nombreux buts de promenade, soit à pied, soit en voiture, proportionnés aux forces de chacun.

Si j'ai insisté quelque peu sur la nature du sol, sur le climat et sur le mode de vie de Lavey, c'est que je suis convaincu qu'ils sont merveilleusement favorables aux différentes espèces de maladies dont on vient demander la guérison à nos eaux. Pour les enfants en particulier, je ne saurais trop dire quel bien ils recueillent à passer leur journée entière dans les prés, sous les pins, ou à jouer dans le sable du Rhône tout en respirant cet air constamment renouvelé et si vivifiant.

La vraie supériorité de Lavey, sa caractéristique, si je puis m'exprimer ainsi, c'est de posséder réunis dans un même établissement trois agents, tous trois très-efficaces, ce qui permet de faire à volonté des cures faibles, fortes ou mixtes, se complétant l'une l'autre, et d'agir ainsi avec succès dans des cas où l'un des moyens serait insuffisant ou pourrait même devenir nuisible en étant employé seul.

Les trois ressources dont nous disposons sont :

1° *L'eau sulfureuse de la source thermale;*

2° *Les eaux mères des salines de Bex;*

3° *L'hydrothérapie* à l'aide de l'eau froide du Rhône.

EAU THERMALE

La source thermale, qui a donné à l'établissement de Lavey sa raison d'être, a probablement la même origine que celle des thermes de l'ancienne Épône, ville romaine située en face sur la rive gauche du Rhône, célèbre par l'un des premiers conciles et détruite l'an 562 de notre ère lors d'un fameux éboulement dont parlent plusieurs chroniqueurs.

Elle a été découverte par des pêcheurs, au milieu des rocs et des cailloux qui, autrefois, faisaient partie du lit du Rhône les jours de grosses eaux et qui maintenant, grâce à la direction que le fleuve a prise vers la gauche, restent toujours à découvert. L'endroit où se trouve la source est particulièrement intéressant sous le rapport de la constitution géologique du sol de toute cette région de la Suisse ; c'est le lieu où le voyageur remontant la vallée découvre pour la première fois le gneiss plus ou moins métamorphique qui prend la plus grande part à la formation du massif des roches feldspathiques du mont Blanc, et auxquelles les hautes Alpes calcaires de la Suisse occidentale doivent leur grande élévation et le contournement de leurs couches. Le point d'où jaillit la source est précisément sur la limite septentrionale de ce massif de gneiss, là où ce dernier s'enfonce sous le calcaire de la dent de Morcles ; ces deux roches d'origine et d'époques très-différentes ne reposent pas immédiatement l'une sur l'autre, mais elles sont séparées comme dans toute la région par une mince couche d'arkose verdâtre ou rosâtre, où le feldspath domine ; cette couche qui, d'après des géologues très-compétents, représente le trias et qu'ils ont appelée corgneule, n'a ici qu'une épaisseur d'environ un mètre. Le puits au fond duquel se trouve la source de Lavey et qui a une vingtaine de mètres de profondeur, traverse d'abord des éboulis glaciaires, puis cette mince couche de corgneule, à la base de laquelle on voit les filets d'eau jaillir d'une fente du gneiss. — Si j'ai donné ces détails, c'est que je crois que l'origine précise des sources thermales a une grande importance et fait comprendre, dans ce cas particulier, comment il se fait que l'eau de Lavey est à base de potasse et de soude, comme les eaux des Pyrénées, à l'inverse de presque toutes les autres eaux sulfureuses de la Suisse qui sont à base calcaire.

Le rendement de la source est actuellement de 70 litres à la minute, et sa température était, l'an dernier, pendant le mois de mai et les trois premières semaines de juin, de 46° centig. ; pendant les mois de juillet et d'août, de 44° 1/2 ; en septembre, de 46° 1/2. Toutes les fois que j'en ai fait prendre au fond du puits, elle avait environ 5 degrés de plus. C'est donc une des eaux les plus chaudes de la Suisse, puisqu'elle rivalise pour la température avec Louëche et Baden en Argovie, qui passent

pour les plus chaudes de la contrée ; or, les différentes sources de Louëche ont de 36° à 51°, et
celles de Baden de 46° à 50°.

Voici l'analyse de l'eau de Lavey, telle qu'elle a
été faite à l'académie de Lausanne, par M. Baup,
en 1833 ; celle obtenue il y a deux ans par M. Bo-
rel, pharmacien, à Bex, offrait des différences presque sans valeur.

Analyse chimique sur 1,000 grammes :

Gaz acide sulfhydrique . .   3,51 ⎞
Gaz acide carbonique. . .   4,34 ⎬ à 0° et 0,76 mt.
Gaz azote. . . . . . . 27,80 ⎠

Chlorure de potassium 0,0034
—   de sodium 0,3633
—   de lithium 0,0056
—   de calcium 0,0015
—   de magnésium 0,0045
Sulfate de soude anhydre 0,7033 (1)
—   de magnésie anhydre 0,0068
—   de chaux anhydre 0,0907
—   de strontiane 0,0023
Carbonate de chaux 0,0730
—   de magnésie 0,0018
Silice 0,0566
                                 ————
                               1,3128

Brome . . . . . . ⎞
Iode . . . . ⎟
Fluorure de calcium. ⎟
Phosphate de chaux. ⎬ traces ou quantités indétermi-
Oxyde de fer . . . ⎟ nées.
  — de manganèse. ⎟
Matière extractive. . ⎠

(1) Avec eau de cristallisation :
    Sulfate de soude. . . . . . 1,5825.
        — de magnésie. . . . 0,0140.
        — de chaux. . . . . 0,1147.

Sa pesanteur spécifique, prise à 15°, était
= 1,00114.

Comme nous l'avons déjà dit, la source est à une
profondeur d'environ 20 mètres; une source froide,
à 20°, d'un rendement trois fois plus considérable,
contenant en quantité moindre les mêmes éléments
minéraux, jaillit à peu près à 50 centimètres au-
dessus de la précédente, également dans le fond du
puits. Cette proximité a été une complication
fâcheuse, car l'eau froide, en s'infiltrant dans les
travaux de captage de la source chaude, se mélan-
geait à celle-ci, la refroidissait et l'affaiblissait plus
ou moins, suivant les moments; cela donnait lieu
à des variations très-sensibles dans la qualité et
dans la quantité de l'eau thermale de Lavey, et
cela explique très-bien comment, dans des ouvrages
classiques tels que ceux de M. Durand-Fardel,
écrits en 1860 et 1862, notre source était accusée
de n'être ni très-considérable, ni très-constante, ou
même de varier sensiblement dans son degré de
sulfuration. Pour vaincre cet obstacle et empêcher
le mélange des deux eaux, il fallait exécuter de
grands travaux qui entraînaient de fortes dépenses
devant lesquelles on a reculé pendant longtemps.
On s'y décida enfin en 1864, comme le témoigne
le docteur Rotureau dans l'article qu'il écrivit cette
année-là sur les bains de Lavey (1). M. J. François,
ingénieur en chef des mines, conseilla un captage
plus perfectionné des filets de la source, et l'on
établit en outre des pompes d'un diamètre propor-

(1) Des principales eaux minérales de l'Europe, par Armand Rotureau. T. III, p. 462.

tionné à la colonne d'eau fournie par chaque source
et destinées à épuiser à mesure la quantité d'eau
provenant de l'une et de l'autre. Ces pompes furent
mises en mouvement par une grande roue hydrau-
lique alimentée par l'eau du Rhône. Dès lors, elles
fonctionnent jour et nuit pendant toute la saison,
sous la surveillance d'un mécanicien qui a pour
charge de faire arriver l'eau sur la roue en quantité telle qu'elle donne un nombre de tours déter-
miné par minute. Ainsi, il n'y a plus de mélange
possible, ni de variations de température; et je puis
dire que ni mon prédécesseur, le regretté docteur
Pellis, ni moi, nous n'avons jamais eu à nous
plaindre d'aucun inconvénient de ce nouveau
système. La source oscille entre 44° 1/2 et 46° 1/2
d'après les mois de l'année, comme je le signalais
plus haut, et ne subit pas d'autres modifications,
pas plus dans sa température que dans sa minéralisation.

Les eaux de Lavey sont difficiles à classer :
M. Durand-Fardel en fait une eau sulfatée mixte ;
M. Rotureau une eau hyperthermale chlorurée so-
dique faible, azotée moyenne, et les auteurs allemands, le docteur Meyer-Ahrends entre autres,
dans un ouvrage fort sérieux sur les eaux de la
Suisse (1), la qualifient d'eau sulfureuse au même
titre que Baden en Argovie, et Schinznach, avec
l'épithète saline chlorurée (salinische muriatische
Schwefeltherme). Il est de fait qu'elle est à la fois
sulfatée et *sulfureuse ;* que la base qui y domine d'une

(1) *Die Heilquellen und Kurorte der Schweiz*, von Dr Meyer
Ahrends. 2^r édit. Zürich, 1867.

2

façon très-manifeste est la soude, et que, au milieu
de ces appréciations diverses, ce qui doit rester en
mémoire plutôt qu'un terme de classification, c'est
que ses éléments constitutifs prépondérants sont le
sulfate de soude et le chlorure de sodium; que les
gaz acide sulfhydrique et carbonique y sont en
quantités à peu près égales, et l'azote en proportion
sept fois plus considérable. Il n'existe pas, à ma
connaissance, d'eaux vraiment analogues, si ce
n'est certaines sources dans le Caucase, telles que
Eisenbergquelle et Petersquelle. Evaux, dans la
Creuse, s'en rapproche aussi, avec cette différence
que la chaux y est beaucoup plus abondante, et
par conséquent que l'acide carbonique n'y est pas
libre, ce qui rend cette eau d'une digestion pénible
et d'un effet diurétique nul, tandis que les eaux de
Lavey sont d'une digestibilité remarquable. Il va
sans dire que je ne prétends point faire ici une étude
comparative de l'eau de Lavey avec les eaux si-
milaires; si je cite quelques sources qui lui ressem-
blent, c'est pour mieux faire comprendre à quelle
nature d'eau nous avons affaire. Dans le même
ordre d'idées, j'ajouterai qu'elle a certains rapports
avec celle d'Aix, en Savoie, mais que cette dernière
est beaucoup moins minéralisée (total des matières
fixes: 0,3309, au lieu de 1,3128); l'hydrogène sulfuré y est, par contre, beaucoup plus abondant, ce
qui la rend très-difficilement potable. Il en résulte
une eau qui, par sa chaleur et par sa masse, s'applique admirablement aux traitements externes,
mais qui, par sa composition, n'est point capable de
modifier une diathèse ou un vice constitutionnel.

Uriage, au contraire, est beaucoup plus minéralisé que Lavey (total des sels : 10 gr. 4262), mais son eau n'est pas mieux adaptée à la boisson que celle d'Aix : la grande quantité d'hydrogène sulfuré qu'elle renferme la rend toxique, et déjà, à la dose de trois verres, elle devient en général fortement purgative.

Les sources de Baden en Argovie n'ont aucun rapport avec Lavey ; elles sont à base tout à fait calcaire; Louëche a encore moins d'analogie; c'est surtout une eau séléniteuse qui, contrairement à l'idée reçue, ne renferme ni hydrogène sulfuré, ni sulfure, qu'on ne boit pas et qui agit principalement par le mode d'emploi qu'on en fait.

Les eaux de Schinznach renferment comme celles de Lavey une quantité notable de sulfate de soude; mais elles ne contiennent pas de chlorure de sodium, et l'hydrogène sulfuré y est en quantité si abondante qu'il en fait une eau franchement sulfureuse très-irritante et donnant lieu à un genre de médication différent de celui dont nous faisons usage.

L'eau de Lavey est claire et limpide, à moins qu'elle n'ait séjourné quelque temps dans les tuyaux, auquel cas elle renferme de nombreux filaments de glairine; recueillie dans un verre on y remarque deux espèces de bulles : les unes montant rapidement comme le fait l'acide carbonique, les autres plus lentement comme l'azote. Elle a une saveur saline et d'œufs pourris, qui est suffisamment masquée par sa haute température et par l'acide carbonique pour n'être pas désagréable, et pour que la plupart des baigneurs s'y habituent très-facilement. Les malades affirment tous la digérer d'autant mieux qu'elle est plus chaude; aussi recommande-t-on depuis longtemps d'aller la boire à la source même, plutôt qu'à la buvette des bains; dans ces conditions elle est si facilement supportée que beaucoup de malades en avalent jusqu'à 16 et 18 verres par jour (verres de 120 gr.) sans en être incommodés. Elle a sur l'estomac une action excitante manifeste et augmente en général l'appétit d'une manière marquée. Dans certains cas, elle constipe; mais, en la buvant froide, on est certain d'obtenir l'effet contraire : elle provoque une transpiration plus abondante et plus sûre que ne le ferait une eau ordinaire à la même température. Son action diurétique est très-marquée et constante; elle ramène les règles quelques jours plus tôt que l'époque ordinaire, avec facilité et sans douleurs.

En résumé, l'eau de Lavey est excitante et stimulante; elle active les sécrétions, augmente la puissance digestive et agit sur toute la nutrition comme un médicament à la fois altérant et tonique.

Employée en bains, elle agit comme on doit l'attendre d'une eau à la fois sulfatée et sulfureuse, c'est-à-dire que les éruptions cutanées s'enflamment et qu'il se produit, pendant les premiers jours de la cure, un retour du mal; mais ces phénomènes sont bien moins intenses que dans les eaux franchement sulfureuses. Les plaies et les ulcères chroniques deviennent vermeils, se détergent, bourgeonnent et se cicatrisent rapidement sans aucune tension pénible de la peau.

La poussée est à Lavey un phénomène non pas
habituel, mais assez constant ; il me semble être
surtout en rapport avec la durée du bain. Ainsi,
elle se produit presque toujours chez les malades de
l'hôpital qui se baignent régulièrement et restent
dans l'eau deux heures le matin et deux heures
l'après-midi. Je l'ai d'abord attribuée en grande
partie au bain pris en commun dans les piscines,
mais, depuis, j'ai eu l'occasion de constater qu'elle se
montrait encore plus sûrement chez les personnes
qui se baignaient ou se douchaient à la source même,
ce qui me porte à penser que la poussée est surtout
le résultat d'une activité circulatoire momentané-
ment exagérée dans les réseaux capillaires de toute
la surface cutanée. La forme la plus habituelle de la
poussée, à Lavey, est un exanthème assez sembla-
ble à une rougeole boutonneuse avec desquamation
très-manifeste ; la forme acnéique, ou même fu-
ronculeuse, se rencontre plus rarement. Chez les
malades baignés dans un mélange d'eau thermale
et d'eau mère, il y a souvent une poussée plus
complexe dont nous parlerons plus loin.

Dans aucun de ces cas, l'éruption ne m'a paru
assez intense pour produire une complication et
m'obliger à suspendre le traitement ; au contraire,
elle s'est toujours dissipée d'elle-même par la con-
tinuation des bains.

Un autre phénomène au moins aussi fréquent que
la poussée est une sorte d'abattement général qui
survient d'ordinaire entre le quinzième et le ving-
tième jour de la cure ; il y a pesanteur de tous
les membres, surtout de la tête ; mauvais sommeil,

dégoût de la nourriture, langue tout à fait saburrale. Ce phénomène se produit aussi bien chez les personnes qui prennent simplement les bains que chez celles qui prennent la boisson en plus ; mais ce qui est plus curieux c'est qu'il survient plus sûrement chez celles qui boivent l'eau thermale sans eau mère. Cela tendrait à me faire croire que la crise dont nous parlons n'a pas pour origine la saturation de l'organisme par les éléments minéraux des eaux, mais qu'elle est due plutôt à une sorte de lassitude résultant de l'uniformité d'un traitement continué invariablement pendant un certain temps. Ceux qui prennent l'eau mère sont nécessairement soustraits à cette uniformité, car ils en varient les doses et font de temps en temps des arrêts forcés. Beaucoup de mes confrères voient dans l'état dont nous parlons une indication d'interrompre la cure pendant quelques jours, ou même de la suspendre tout à fait ; pour nous, suivant l'exemple de nos prédécesseurs à Lavey, nous nous contentons d'administrer un bon purgatif, qui supprime l'état saburral, rend l'appétit et fait disparaître en un ou deux jours la pesanteur des membres et l'accablement. Quant à la nature du purgatif il nous a semblé que le sulfate de magnésie, ou le mélange des trois sulfates pour agir sous un plus petit volume, et chez les enfants l'huile de ricin, réussissaient également bien.

EAUX MÈRES

Les eaux mères dont on fait usage à Lavey proviennent des salines de Bex où se fabrique une grande partie du sel dont on se sert en Suisse. C'est la même exploitation qui les fournit aux divers établissements de Bex et d'Aigle, aussi a-t-on pu croire lors de la création du grand hôtel de Bex que celui-ci absorberait la majeure partie des eaux mères et que Lavey en serait plus ou moins dépourvu. Il n'en est rien. L'Etat de Vaud, propriétaire de la source et de l'hôpital de Lavey, a sauvegardé les intérêts de ce dernier en faisant, il y a trois ans, un bail de cinquante ans avec la Société à laquelle il a vendu les salines dont il était propriétaire, bail dont les clauses assurent les deux premiers tiers des eaux mères des salines aux bains de Lavey, à raison d'un prix convenu. J'ai cru devoir signaler ce fait, ayant appris que pour beaucoup de personnes il existait une certaine confusion à ce sujet et que le bruit circulait qu'il n'y avait d'eau mère authentique qu'à Bex. Quoique les piscines de l'hôpital nous en consomment beaucoup, elle ne nous a jamais fait défaut, grâce à deux réservoirs que l'on remplit à l'aide de grands tonneaux amenés sur des chars; ce mode de transport est adopté aussi bien dans les hôtels de Bex et d'Aigle que chez nous, le bâtiment d'exploitation des salines étant à une certaine distance de ces divers établissements.

Les *eaux mères* sont ce liquide très-concentré qui reste dans les chaudières après la cristallisation du sel par ébullition et par évaporation ; c'est un liquide sirupeux, visqueux, légèrement jaunâtre, d'une saveur très-amère, qui a à peu près partout le même degré de concentration (il conserve environ un tiers de matières extractives), par a raison que c'est un produit industriel et qu'on a constaté qu'arrivé à ce point, le prix de l'extraction du sel dépasse celui du produit qu'on pourrait en tirer.

A Bex, comme dans la plupart des salines exploitées, on faisait autrefois subir à l'eau chargée des principes salins une première évaporation dans les bâtiments dits de graduation ; actuellement on se contente de la faire bouillir dans des chaudières, ce qui doit occasionner une déperdition moindre des sels volatils.

Les eaux mères sont depuis longtemps employées dans de nombreux bains allemands : à Nauheim, Hombourg, Kreuznach, Wiessbaden, Kissingen, etc., etc. En France, nous n'avons jusqu'ici qu'une seule localité, Salins, dans le Jura, où l'on en fasse usage. On a souvent exprimé le regret qu'on n'en fabrique ni à Balarue, ni à Salies de Béarn, en concentrant les eaux minérales de ces deux localités ; toutefois cela n'est pas étonnant, car les côtes de France fournissent le sel marin à si bon compte qu'il serait trop dispendieux de le produire autrement et plus dispendieux encore de fabriquer les eaux mères uniquement pour les bains.

Voici l'analyse des eaux mères de Bex, faite en 1841, par M. Pyrame Morin.

Sur 1,000 parties elles contiennent :

Chlorure de magnésium.	142,80
— de calcium.	40,39
— de potassium	38,62
— de sodium.	33,92
Bromure de magnésium	0,65
Iodure de magnésium	0,08
Sulfate de soude.	35,49
Silice	0,15
Alumine	0,39
Carbonate de chaux, fer	Traces.
	292,49

Pesanteur spécifique : 1,2766.

Si l'on compare cette analyse avec celle de toutes les eaux mères d'Allemagne et même avec celles de Salins, on sera frappé de voir que les eaux mères de Bex sont les seules dans lesquelles l'iode ait été trouvé en proportions pondérables (iodure de magnésium 0,08); aussi sont-ce les seules qui méritent vraiment le nom de *bromo-iodurées*, tandis que les autres sont simplement *des eaux bromurées*. Il nous paraît cependant évident que la réunion de l'iode et du brome est au point de vue thérapeutique une circonstance excessivement précieuse. Tous les ouvrages de matière médicale témoignent que l'on a cherché à associer ces deux éléments, à peu près dans la proportion que renferment nos eaux mères, dans toutes les préparations tentées comme succédanées de l'huile de foie de morue, espérant ainsi obtenir les meilleurs résultats avec la plus grande tolérabilité.

Nous voyons en outre que c'est le chlorure de calcium qui domine dans toutes les eaux mères d'Allemagne provenant de terrains porphyritiques et houillers; tandis que les chlorures alcalins y sont en quantité minime, circonstance fâcheuse au point de vue de leur action résolutive et fondante et qui a encore l'inconvénient de les rendre complétement impotables. — Celles de Salins, renfermant beaucoup de chlorure de sodium, se supporteraient mieux en boisson, mais ne seraient pas aussi bien tolérées que celles de Lavey, dans lesquelles domine le chlorure de magnésium plus purgatif; qui ne renferment ni carbonate, ni sulfate de chaux, et qui contiennent par contre beaucoup de sulfate de soude. Le chlorure de calcium y est en proportion minime.

L'emploi des eaux mères pour l'usage interne, mélangées à l'eau thermale de Lavey, est dû à M. le docteur Lébert, qui en a fait l'essai pour la première fois, en 1841, comme on peut le lire dans son compte rendu publié à cette époque; c'est lui qui déjà l'année précédente avait eu l'heureuse idée de l'associer à l'eau thermale des bains, dans les cas où une plus forte minéralisation lui paraissait désirable. — Dès lors on n'a jamais cessé de s'en servir, pas plus pour la boisson que pour les bains, contrairement à ce qu'en a écrit le docteur Rotureau, en 1858, dans un article très-consciencieux consacré à l'étude des eaux mères (1), erreur répétée depuis dans tous les dictionnaires et dans tous les traités ou manuels d'eaux minérales. Ce que dit le docteur Rotureau est parfaitement juste pour les eaux mères prises dans de l'eau ordinaire, mais l'eau thermale de Lavey, par sa température, ses gaz et ses qualités chimiques, leur constitue un admirable correctif et les fait parfaitement supporter. Tous nos malades, même les enfants très-jeunes l'avalent sans répugnance ; beaucoup préfèrent l'eau de la source avec une ou deux cuillerées à café d'eau mère, et prétendent que la boisson ainsi composée est moins fade et plus agréable au goût.

Ce qui prouve à quel point les eaux mères ont pris rang dans le traitement de Lavey, c'est que les malades viennent me demander spontanément quelle quantité d'eau mère je les autorise à boire chaque matin et seraient fort étonnés que je leur fisse prendre, en cas de purgation, des produits pharmaceutiques de préférence à une eau qu'ils ont à leur portée. Je dirai plus, la boisson des eaux mères est si peu tombée en désuétude que toutes les pharmacies de la Suisse française possèdent de l'eau mère de Bex filtrée pour l'usage interne, et que dans tout le pays il s'en fait une consommation, pour les enfants scrofuleux, presque égale à celle de l'huile de foie de morue. La dose varie d'une cuillerée à café à deux ou trois cuillerées à soupe, le matin à jeun dans les premiers verres d'eau minérale ; il est toujours bon d'aller graduellement (à moins qu'on ne désire un

(1) Eaux minérales d'Europe. Vol. Allemagne et Hongrie, p. 46.

effet dérivatif immédiat), afin de connaître la suscep-
tibilité de l'individu auquel on a affaire, d'autant
plus que j'ai vu des cas où l'eau mère agissait en
sens contraire, c'est-à-dire constipait au lieu de purger, et où je devais lui ajouter un correctif.

L'action physiologique et thérapeutique des eaux
mères employées en bains a été très-bien étudiée
en Allemagne, par différents médecins. C'est un
point acquis, qu'elles produisent une excitation
puissante de la peau et de son système nerveux et
circulatoire; qu'elles activent la nutrition, augmen-
tent la sécrétion cutanée et provoquent la résorption
des engorgements et des exudations tout en toni-
fiant l'économie entière.

A Lavey les eaux mères s'emploient pour les
bains dans l'eau thermale à la dose de un à quinze
pots (le pot vaut 1 litre 1/2), suivant l'âge, le tempérament ou les maladies des baigneurs. Comme
le litre d'eau mère renferme près de 300 gr. de sel
et qu'un grand bain contient environ 300 kilog. de
liquide, un bain avec 10 litres d'eau mère serait
à $\frac{1}{100}$, et avec 20 à $\frac{2}{100}$ de principes minéraux, ce
qui est déjà une forte proportion et ce qui est d'ac-
cord avec les données fournies par le docteur Braun,
sur la concentration des bains. J'ai fait ce calcul au
minimum, car j'ai laissé de côté les 410 gr. de
sels que contiennent les 300 kilog. d'eau thermale
de Lavey.

Pour les jeunes enfants je dépasse rarement la
dose de 1 à 3 pots, non que j'aie remarqué une
intolérance de leur part, mais parce que je crois
que chez des êtres qui possèdent comme eux une

réserve considérable de forces plastiqeus, on peut
à l'aide de faibles doses obtenir des effets révulsifs
puissants, ce qui me paraît préférable à une cure
altérante proprement dite. Pour les adultes le maxi-
mum est en général 15 pots; cependant j'ai vu
par exception des malades supporter jusqu'à 25 et
30 pots, mais non sans inconvénients. Sauf chez les
natures spécialement indolentes, le nombre des personnes qui peuvent atteindre 15 pots est même
assez limité ; j'en ai vu qui n'ont jamais pu arriver
à 3 pots.

Les bains salés produisent aisément une surexci-
tation qui se traduit par de l'insomnie, une véritable
fièvre avec accélération du pouls et élévation de la
température ; sécheresse de la peau ; diminution ou
perte d'appétit. Heureusement que le premier de
ces symptômes est toujours l'insomnie, ce qui permet d'augmenter la dose tant que le sommeil est
bon. Un autre inconvénient d'une salaison trop
forte, c'est une dessiccation et une tension de la
peau très-pénibles, parfois même une éruption vé-
siculeuse ou pustuleuse, éruption très-facile à étu-
dier sur les malades auxquels on applique localement des compresses d'eau mère, comme nous le
faisons très-souvent dans des cas de tumeurs blan-
ches ou d'engorgements glandulaires dont nous
voulons activer la résorption par une action substi-
tutive. Chez les malades atteints de plaies il se manifeste encore fréquemment des érysipèles débutant
à l'entour des surfaces dénudées.

Ce que j'ai dit pour l'usage interne des eaux
mères est également vrai pour leur usage ex-

terne ; l'expérience a prouvé qu'elles sont infiniment mieux supportées mélangées à l'eau de la source de Lavey que mélangées à l'eau d'un bain ordinaire. Tous les inconvénients que je viens de signaler sont amoindris, en particulier la sécheresse de la peau, et souvent les malades qui, dans d'autres stations, notamment à Bex, n'avaient pu supporter que 5 à 6 pots d'eau mère, n'étaient pas incommodés à Lavey par une dose double, même triple. L'âcreté du chlorure est-elle en partie neutralisée par le soufre, ou y a-t-il d'autres réactions chimiques entre les bases et les acides produisant ainsi de l'électricité à l'état naissant ? quelle part prend l'acide carbonique dans ce mélange ? C'est ce que je n'ai pas encore été à même de préciser.

HYDROTHÉRAPIE

Nous avons à Lavey tous les éléments nécessaires pour faire une hydrothérapie modèle. Notre installation est, il est vrai, encore modeste, et le bâtiment situé au bord du Rhône assez primitif; mais nous avons cependant une grande piscine dans le lit même du Rhône ; deux plus petites pour les enfants et une bonne organisation de douches : douche en jet, douche en arrosoir et douche circulaire. Le réservoir est placé à une hauteur convenable, l'eau y arrive au moyen d'une pompe à manivelle, que nous espérons bientôt voir remplacée par une roue flottante mue par le courant du Rhône.

Les douches chaudes et froides sont données actuellement dans le grand établissement des bains, où elles sont très-bien installées sur le modèle d'Aix, c'est-à-dire que l'eau froide et que l'eau thermale surchauffée, aboutissent par deux conduits munis de robinets, à un tuyau terminal; de sorte que le doucheur peut à volonté, et sans cesser son massage, administrer une douche variant du très-chaud au froid en ouvrant plus ou moins les robinets. Le malade reçoit la douche couché sur un matelas imperméable. Le massage est particulièrement bien fait par deux de nos employés qui ont une grande habitude de la chose.

Dans ce même bâtiment central nous avons aussi : la douche ascendante, le bain de vapeur si utile parfois au début d'une cure ; l'hydrofère, qui fonctionne tantôt avec un mélange assez concentré d'eau mère, tantôt avec l'essence de térébenthine alcalinisée ; et un cabinet destiné aux pulvérisations et aux inhalations.

Pour en revenir au traitement d'eau froide proprement dit, il est important de signaler, qu'au lieu des piscines des établissements ordinaires d'hydrothérapie, nous possédons à Lavey un bain de vague fort puissant, qui réunit aux avantages d'une température très-basse, ceux du choc résultant de la violence du courant ; cette action simultanée du bain et de la douche amène la réaction bien plus facilement que tous les autres moyens ; c'est à notre avis un avantage exceptionnel, car on rencontre difficilement une eau à la fois aussi froide et aussi abondante que celle du Rhône à Lavey. L'égalité remarquable de sa température est une chose à noter ; elle provient de ce qu'en été le fleuve est alimenté bien plutôt par la fonte des neiges que par des eaux de source, et ne met qu'une dizaine d'heures à nous arriver des glaciers. Plus il fait chaud, plus la fonte est considérable, d'où il résulte que pendant les sécheresses de l'été le niveau du Rhône ne baisse pas et que sa température reste constamment entre 8 et 10 degrés.

INDICATIONS

Scrofule.

Les affections scrofuleuses formaient déjà la
majeure partie de la clientèle de Lavey pendant
les dix ou douze années qui ont précédé l'emploi
des eaux mères; depuis qu'on en fait usage, ce
genre de maladies constitue plus de la moitié de
celles qui nous sont adressées chaque année. Cela
n'a rien d'étonnant, car l'action salutaire des eaux
salines sur la diathèse scrofuleuse est un des effets
les plus certains des eaux minérales et sur lequel
tous les auteurs sont d'accord : « Le type du médicament hydro-minéral anti-scrofuleux, écrit M. Bazin (1), est l'eau contenant à la fois du brome, de
l'iode, et une dose thérapeuthique de chlorure de
sodium. Les eaux mères répondent à ces trois conditions et sont celles qui ont le plus d'action contre
les affections scrofuleuses. Le brome et l'iode se
trouvent dans ces eaux en quantité relativement
forte, et vous savez quelle action énergique ils ont
sur toutes les manifestations de la scrofule. De
plus, le chlorure de sodium qui les accompagne

(1) Leçons sur le traitement des maladies chroniques en général,
et des affections de la peau en particulier, par l'emploi comparé des
eaux minérales, etc., par le doct. E. Bazin. 1870. P. 241.

jouit de propriétés reconstituantes et analeptiques incontestables. »

Nous avons donc à Lavey les éléments nécessaires pour prétendre attaquer avec succès les cas de scrofule les plus rebelles; mais notre supériorité, je le répète, est d'avoir à la fois à notre disposition : *une eau sulfatée sulfureuse, les eaux mères* et *l'hydrothérapie*, et de pouvoir dans ces conditions traiter la scrofule à toutes ses périodes. L'expérience a en effet démontré que, dans les manifestations superficielles de la scrofule : l'eczéma, l'eczéma impétigineux, le prurigo et le lichen scrofuleux, ou même dans les affections superficielles des muqueuses, telles que : conjonctivite, vulvite, otorrhée séropurulente, sans altération du rocher, les eaux sulfatées ou sulfureuses sont plus avantageuses qu'une eau chloro-bromo-iodurée. Ce que j'ai vu à Lavey m'a pleinement confirmé dans cette idée, car j'ai dû souvent, dans des cas de ce genre, abandonner, au moins pour un certain temps, les eaux mères pour n'employer que notre eau thermale, et j'en suis arrivé à me poser en principe, dans toutes ces phases de la première période de la scrofule, de ne donner en bain que l'eau thermale et de réserver l'eau mère pour la boisson, qui alors modifie lentement la constitution par son action dérivative et altérante, sans exaspérer les manifestations locales comme l'eût fait le bain salé trop irritant. J'ai été amené à agir de la même manière dans l'*impetigo rodens*, dans les *scrofulides suppurées* occupant une certaine surface, dans les *plaies* avec décollement considérable, pour éviter des souffrances inutiles, d'autant plus que, par des études comparatives, j'ai pu constater que la cicatrisation était plus rapide avec l'eau de la source seule qu'avec addition d'eau mère. Je ne donne le bain salé qu'une fois la cicatrisation faite. Ces cas, dans lesquels l'eau mère est difficile à supporter localement, sont si fréquents, que je me suis souvent dit que, avec l'eau salée seule, je serais parfois dans un grand embarras. Du reste, plus je vois de malades atteints d'affections scrofuleuses, plus je constate que, d'après la période où ils en sont, leurs états diffèrent, et mieux je comprends la nécessité qu'il y a, pour les soigner avec fruit, d'avoir à sa disposition des ressources nombreuses. Ainsi, j'ordonne des traitements très-variés, qui cependant peuvent être rangés sous deux catégories principales :

Aux scrofuleux, qui se distinguent par un embonpoint exagéré, de nombreux ganglions engorgés, une peau épaisse, blafarde, une circulation paresseuse, les extrémités froides et bleuâtres ; bref, qui présentent au plus haut point ce que les gens du monde appellent le **type scrofuleux**, à ceux-là, il me semble qu'il y a lieu d'instituer un traitement énergiquement résolutif et déplétif qui active la circulation du sang et des humeurs, stimule les sécrétions, provoque la résorption des engorgements. J'ordonne des bains chauds de température supérieure à celle du corps, souvent répétés et prolongés ; des douches générales et locales énergiques ; de fortes doses d'eau thermale et saline jusqu'à effet purgatif ; je recommande beaucoup d'exercice et de grand air.

La seconde catégorie comprend les individus scrofuleux, amaigris, plus ou moins cachectiques, qui ont souffert ou souffrent encore de suppurations chroniques, osseuses ou articulaires; ou bien qui ont quelque affection tuberculeuse viscérale en voie de formation; ici il me paraît que l'indication est avant tout de tonifier, de relever l'ensemble de la constitution en modifiant lentement la diathèse; aussi j'ordonne des bains salins plus courts que dans les cas précédents, moins fréquents, à une température inférieure à celle du corps, entre 32° et 36°, de façon à ce qu'ils stimulent la nutrition sans produire de réaction, c'est-à-dire sans exiger une nouvelle dépense de forces de la part du malade. Les douches sont d'abord laissées de côté, puis données froides et très-courtes. — L'eau mère à l'intérieur est administrée à petites doses, comme apéritif et non comme purgatif. — Souvent je fais prendre l'eau ferrugineuse de Saint-Moritz aux repas, ce qui s'associe parfaitement à la boisson thermale. Je conseille de courtes promenades; pas de fatigue, beaucoup de sommeil. Le massage pendant la douche chaude m'a été souvent bien utile dans le traitement des scrofules de la première espèce, en assouplissant la peau dont la paresse et l'épaisseur ont certainement une influence fâcheuse sur les engorgements ganglionnaires, et employé au début de la cure, il n'y a pas de doute qu'il augmente les facultés d'absorption de la peau.

Les douches chaudes sur les glandes m'ont aussi rendu de grands services; elles amènent la suppuration et en tous cas en hâtent la résorption.

Enfin les applications locales d'eau mère, d'abord étendue d'eau thermale, puis pure, ont une action énergique sur ces ganglions très-durs qui résistent à tous les traitements et font le malheur de la médecine; elles produisent une éruption acnéique bien connue qui agit comme révulsif.

Le maillot est encore une ressource précieuse, en particulier dans des cas de tumeur blanche où les bains ne peuvent pas être supportés sans ramener l'affection à l'état aigu.

J'immobilise alors le membre tuméfié, dans un appareil qu'une toile imperméable garantit de toute humidité pendant le maillot, et grâce à la transpiration abondante qui se produit pendant cette opération, le malade avale très volontiers des quantités considérables et vraiment étonnantes d'eau thermale et d'eau mère qui sont parfaitement assimilées.

L'effet de ce traitement a tout à fait dépassé mon attente, et notamment dans un cas de tumeur blanche suppurée de l'articulation tibio-tarsienne; l'amputation devant laquelle on avait provisoirement reculé, vu la faiblesse de la malade, a été reconnue inutile après une seconde cure, les fistules s'étant cicatrisées et le membre ayant repris presque son volume habituel.

Nous avons à Lavey un nombre considérable *Ophthalmies.* d'ophthalmies scrofuleuses et là aussi, je suis à même de constater l'effet salutaire de nos eaux. J'ai vu plusieurs fois des opacités de la cornée qui avaient résisté pendant nombre d'années à des traitements multiples, sous la direction d'oculistes distingués, se dissoudre sous l'influence de la cure après une augmentation plus ou moins considérable mais passagère des symptômes inflammatoires de l'œil, et une vision trouble redevenir nette.

Cette action de nos eaux sur les kératites prouve bien qu'elles atteignent la constitution elle-même, ce qui m'en donne encore davantage la conviction, c'est que souvent des engorgements ganglionnaires multiples, peu modifiés en apparence pendant la cure, diminuent et disparaissent parfois très-rapidement quelques semaines plus tard sans que les malades aient été soumis à aucun autre traitement.

En résumé, je puis dire que l'effet de nos eaux dans la scrofule est incontestable et parfois merveilleux. Nous voyons arriver des êtres chétifs, émaciés, pâles, qui au bout de quatre à cinq semaines de séjour à Lavey reprennent de l'embonpoint, de la vigueur, un teint coloré, un air de santé tel qu'ils sont à peine reconnaissables.

Rachitisme. Le rachitisme, comme l'on doit s'y attendre d'après ce qui précède, se trouve très-avantageusement modifié par l'eau thermale et par l'eau mère.

Anémie. Chlorose. Débilité générale. J'ai vu bien peu d'anémies n'être pas sensiblement améliorées par des bains thermaux additionnés d'eau mère, administrés frais et courts et combinés avec des douches. Cette médication surexcite les fonctions de la peau, tonifie le système nerveux et peut être employée chez des personnes dont l'estomac n'assimile que difficilement les préparations ferrugineuses, soit qu'il en ait été saturé, soit qu'il participe à l'inertie générale produite par la chlorose.

Ce genre de traitement peut être appliqué avec succès à des convalescents, à des natures très-délicates, à des enfants en bas âge, pour qui l'on redouterait les bains de mer par crainte de congestions ou de troubles du côté du cœur.

Les bains salés ont encore l'immense avantage de fortifier la peau des individus plus ou moins débiles chez qui le moindre courant d'air amène un catarrhe et qui, pendant l'hiver, passent d'une bronchite à l'autre, parce que leur tégument externe est d'une délicatesse exagérée. Dans ces cas je me suis toujours très-bien trouvé de lavages et d'arrosages à l'eau du Rhône, au moment de la sortie du bain, en ayant soin que le malade reste debout dans la baignoire, les pieds plongés dans l'eau chaude. Cette pratique avait été instituée par l'un de mes prédécesseurs, le docteur Cossy, et j'ai pu en la continuant apprécier ses nombreux avantages, sans jamais y trouver d'inconvénient.

Les rhumatismes sont traités avec un succès à peu près égal dans des stations thermales dont les eaux diffèrent beaucoup par leur composition ; c'est que la température des eaux et surtout leur mode d'application ont pour ces affections bien plus d'importance que leur composition chimique. Toutefois, pour des malades vigoureux, sanguins, ayant simplement un rhumatisme articulaire ou musculaire, chez qui il n'y a pas lieu d'agir sur la diathèse, une eau sulfatée et sulfureuse faible comme la nôtre est infiniment préférable à une eau sulfureuse forte, qui prédispose aux congestions. D'autre part pour les rhumatismes greffés sur un tempérament lymphatique ou légèrement scrofuleux et par là même extrêmement tenaces, nous croyons qu'on ne peut mieux faire que de chercher à atteindre simultanément le rhumatisme et la constitution. A cet effet, nos bains thermaux additionnés d'eaux mères nous paraissent parfaitement indiqués.

L'eau de Lavey étant, comme nous l'avons déjà dit, très-digestible et très-sudorifique, nous la donnons en boisson aux rhumatisants, sauf dans quelques cas spéciaux, ce qui vient puissamment en aide à l'action balnéaire.

Sciatique. L'effet de nos eaux dans la sciatique est peut-être encore plus frappant que dans le rhumatisme ; mais, dans ces névralgies, la rapidité avec laquelle se sont guéris, à l'aide de bains pris à la source même, certains individus qui avaient essayé déjà beaucoup d'autres traitements, me ferait croire qu'il y a là autre chose qu'une question de thermalité, peut-être même autre chose qu'une question de minéralisation.

Gastralgie. Dans ce même ordre d'affection, nous avons à enregistrer bon nombre de guérisons de gastralgies bien déterminées, obtenues par la boisson de l'eau thermale seule.

Maladies de la peau. Les éruptions papuleuses chroniques, telles que le lichen et le prurigo, nous semblent être celles des maladies cutanées qui guérissent le plus rapidement à Lavey.

Les exanthèmes humides sont modifiés presque

aussi vite ; quant aux affections squameuses, comme
le pithyriasis et le psoriasis, elles ne cèdent qu'à
des bains très-prolongés à l'instar de ceux de Louëche, à moins qu'il ne s'agisse d'éruptions récentes
et de sujets jeunes.

Les éruptions pustuleuses, telles que toutes les
variétés de l'acné, sont très-rebelles et bien peu
modifiées ; quant au lupus, nous ne prétendons pas
le guérir, mais le soulagement obtenu par des lo-
tions chaudes faites à la source est si marqué que
nous en voyons revenir chaque année, qui se main-
tiennent dans un état stationnaire très-satisfaisant.
Ici l'effet des eaux mères prises intérieurement est
incontestable, ce qui peut être donné comme un ar-
gument de plus en faveur de la nature scrofuleuse
de cette terrible maladie.

Il me serait difficile de donner une appréciation
exacte de l'action positive de nos eaux sur les maladies de la peau, car je ne me fais pas faute de leur
adjoindre des traitements plus spéciaux, mais s'as-
sociant très-bien à la cure, toutes les fois que j'y
vois un moyen d'activer celle-ci et de gagner du
temps.

L'eau de Lavey a une action remarquable sur la
muqueuse vésicale. Le docteur Cossy a signalé ce
fait, dans les dernières années qu'il a passées à Lavey ; il a eu l'avantage de guérir plusieurs catarrhes purulents très-graves, et depuis lors nous
avons constaté des guérisons complètes et des amé-
liorations très-notables dans tous les cas de ce
genre qui se sont présentés à nous, même après
avoir été peu modifiés à Evian, à Vichy, ou dans

Maladies
de la vessie.

d'autres stations spéciales à ce genre de maladies.

La forme sur laquelle l'eau de Lavey a l'action la plus certaine est le catarrhe muco-purulent, quelle que soit son origine. Il va sans dire que l'eau de Lavey n'a pas sur la gravelle l'effet dissolvant d'une eau plus alcaline, mais elle convient à ces cas nombreux, indépendants de la gravelle, qui sont survenus primitivement ou produits par des rétrécissements ou par des opérations, et dans lesquels c'est sur la muqueuse même qu'il faut agir. Elle a l'immense avantage d'être supportée en boisson à haute dose sans fatiguer l'estomac, de ne pas débiliter, d'être au contraire reconstituante, et par conséquent de pouvoir être employée sans inconvénient plusieurs années de suite. Nous ne saurions trop appeler l'attention sur les effets de notre eau dans les maladies de vessie, car nous la croyons appelée à rendre de grands services dans ces infirmités si pénibles et si rebelles.

A côté de ces indications spéciales se placent encore les indications générales des eaux sulfureuses et des eaux chlorurées sodiques.

Engorgements du foie. Pléthore abdominale. Paralysies. Ainsi, les eaux mères réussissent fort bien dans les engorgements du foie, dans la pléthore abdominale, dans les paralysies par asthénie, avec ou sans atrophie musculaire, dans celles par intoxication saturnine et alcoolique, ou même dans les paraplégies réflexes.

Mais c'est surtout dans les paralysies apoplectiques que les eaux chlorurées sodiques conviennent le mieux, par la raison qu'elles permettent d'obtenir une dérivation du côté du tube intestinal, en même temps qu'elles produisent une excitation à la peau. On active de la sorte les échanges sans courir le risque de provoquer une apoplexie pendant la cure, comme on pourrait le faire avec une eau sulfureuse, et sans fluidifier le sang, conséquence fâcheuse de l'emploi prolongé des alcalins. Dans cet ordre d'affections, l'avantage de nos eaux mères sur les sources minérales chlorurées, c'est de purger sous un plus petit volume et de provoquer sur le tégument externe une révulsion plus ou moins forte à volonté.

D'autre part, l'eau sulfureuse de Lavey est indiquée comme toutes les eaux sulfureuses dans les bronchites chroniques, dans les catharres de toutes les muqueuses et dans la leucorrhée. Dans ce dernier cas, l'addition d'une faible dose d'eau mère, en bains ou en injections, m'a toujours semblé hâter la guérison. *Bronchite chronique. Catarrhes. Leucorrhée.*

Elle l'est au même titre dans les plaies produites par les opérations chirurgicales et qui ne parviennent pas à se fermer d'elles-mêmes. *Plaies.*

Nous la croyons encore précieuse dans les ostéites, les caries osseuses, les affections articulaires non scrofuleuses, où il y a lieu de tonifier l'économie, tantôt en favorisant l'élimination d'un séquestre, tantôt en hâtant la fermeture d'une fistule ou en faisant bourgeonner une plaie, autant de conditions bien remplies par les eaux de Lavey, dont nous avons signalé les vertus cicatrisantes en parlant de son action sur l'organisme. *Ostéites. Caries. Arthrites.*

Tous les ulcères variqueux que j'ai eu à soigner se sont rapidement nettoyés; les chairs ont rougi *Ulcères variqueux.*

et se sont recouvertes de bourgeons charnus qui
ont formé une cicatrice solide par l'unique usage
des bains thermaux et de compresses trempées dans
l'eau de la source, et maintenues pendant une
grande partie du jour.

CONTRE-INDICATIONS

Affections
aiguës.

Il va sans dire qu'il ne faut pas plus adresser à Lavey, qu'à un autre établissement d'eaux minérales, des malades dans un état aigu ou fébrile.

Goutte.

La goutte bien caractérisée me paraît une contre-indication formelle, l'expérience ayant démontré que non-seulement les dépôts tophacés ne sont pas résorbés, ni les articulations assouplies, mais au contraire que les douleurs sont réveillées même dans les gouttes stationnaires depuis quelques années.

Phthisie.

Notre eau thermale coupée avec du lait convient très-bien aux phthisiques, mais par contre, notre climat trop excitant, et notre air toujours en mouvement leur sont fort nuisibles; quant à l'action sur eux de l'eau mère en inhalation ou autrement, je ne puis rien en dire n'ayant pas osé jusqu'à ce jour en tenter l'essai.

Affections
cardiaques.

Je ne puis être aussi catégorique que la plupart des auteurs qui ont écrit sur les eaux minérales, pour défendre absolument nos bains aux individus atteints d'affections organiques du cœur; car j'ai vu trois malades souffrant d'altérations valvulaires incontestables, survenues à la suite de rhumatismes articulaires, supporter très-bien nos bains, même avec addition d'eau mère. Seulement dans ces cas, il faut une surveillance minutieuse et n'augmenter la minéralisation et la durée des bains que très-progressivement.

Arthrite
noueuse. La polyarthrite déformante n'est pas aussi sûrement modifiée par les eaux de Lavey que le rhumatisme articulaire. J'ai vu des résultats assez variables, et j'aurais besoin d'observations plus nombreuses pour formuler mon opinion à ce sujet.

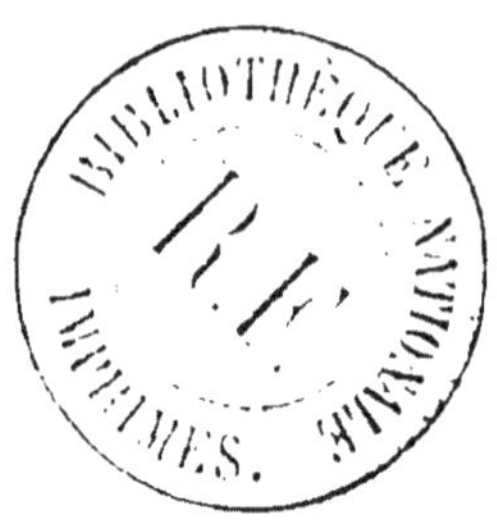

7269. — Paris. Typ. de Ch. Meyrueis, rue Cujas, 13. — 1876.